DISSERTATION
SUR LES
EAUX MINERALES
DE
PONT-A-MOUSSON.

Par Mᵉ. CHARLES-GUILLAUME PACQUOTTE, *Conseiller-Medecin Ordinaire de S. A. R. Professeur en Medecine & en Chirurgie dans l'Université de Pont-à-Mousson.*

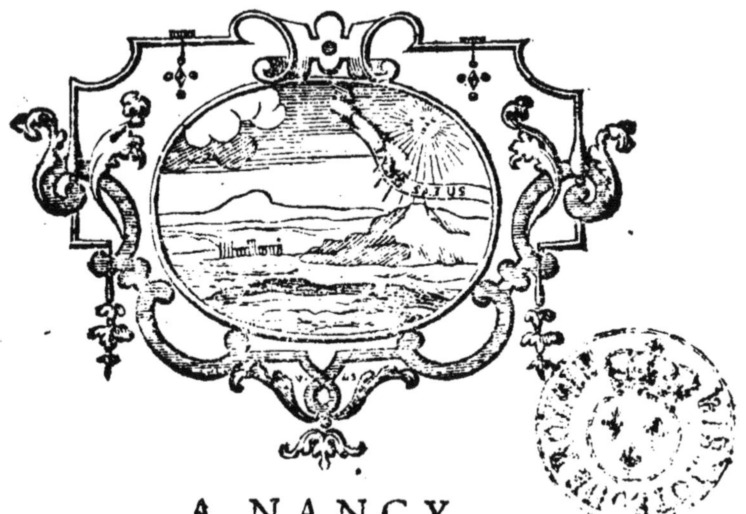

A NANCY,
De l'Imprimerie de JEAN-BAPT. CUSSON, Imprimeur-Libraire de S. A. R. sur la Place.

M. DCCXIX.
AVEC PERMISSION.

A

SON ALTESSE ROYALE.

ONSEIGNEUR,

Plus d'une raison semble justifier la liberté que je prens de presenter à VOTRE ALTESSE ROYALE ce petit Ouvrage. Il doit sa naissance à votre liberalité, puisque je n'ai pensé à le faire, qu'à l'occasion des Ordres que vous avez donnez pour réparer la Fontaine

Minérale de Pont-à-Mousson. C'est encore par un effet de cette même liberalité, qu'il passe aujourd'hui entre les mains du Public. D'ailleurs, les Remarques qu'il contient, tendent toutes à la conservation ou au rétablissement de la santé des Sujets de VOTRE ALTESSE ROYALE, & des Etrangers. Cette matiere ne peut être qu'interessante pour un Prince dont nous avons souvent admiré l'attention à procurer à ses Peuples un si précieux bien. J'ajoute à ces motifs, le vif empressement que j'avois de donner un témoignage public du tres parfait dévouement, & du tres profond respect avec lesquels j'ai l'honneur d'être,

MONSEIGNEUR,

DE VOTRE ALTESSE ROYALE,

Le tres humble, tres obeïssant
& tres fidele Serviteur & Sujet
PACQUOTTE.

PREFACE.

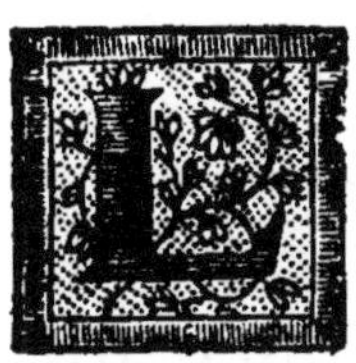

L'Attention de SON ALTESSE ROYALE pour le bien de ſes Sujets, l'ayant porté à donner ſes ordres pour faire rétablir la Fontaine Minérale de Pont-à-Mouſſon, ſur les Remontrances qu'on a pris la liberté de lui faire touchant le mauvais état où elle ſe trouvoit, ne donnant plus qu'une eau mêlée de pluyes, ce qui en avoit diminué la vertu, & l'eſtime qu'on en faiſoit autrefois ; nous avons crû qu'il étoit de notre devoir d'inſtruire le Public ſur les avantages qu'il peut tirer du rétabliſſement de cette Fontaine, & de lui apprendre les bons effets que ſon eau pourra produire pour la gueriſon d'un grand nombre de maladies. C'eſt ce qui a donné lieu à une These, qui a été soutenuë dans l'Université de Pont-à-Mousson le cinq Décembre 1718, dans laquelle on prouve, par une Méchanique simple & aisée, la convenance de cette eau avec la structure de nos corps; & avec quelle facilité elle peut détruire les causes des maladies chroniques, & rebelles aux remedes ordinaires.

Cette These n'ayant été vuë que de ceux qui ont coutume d'assister aux Disputes des Ecoles, on a jugé à propos d'en donner la Traduction dans cette Dissertation, qui pourra être de quelque utilité à nos Voisins, aussi-bien qu'aux Sujets de S. A. R. L'experience qu'on a des effets de ces Eaux, fait qu'on n'entre pas dans la discussion des Systêmes. Il suffit que l'Eau simple passe sur des Miniéres, pour faire les dissolutions des fossiles, des métaux, & des mineraux qui s'y rencontrent, & pour avoir les qualitez nécessaires à combattre avec succés les maladies les plus opiniâtres. Qu'elle soit nitreuse, alumineuſe, ſulphurée, bitumineuſe, ferrée, cuivreuſe, dorée, plâtreuſe, ſalée ; elle prend de là le genre d'Eau minérale qui la rend ſalutaire ou nuiſible. La nôtre ne contient qu'un ſel foſſile, qui ſe trouve incorporé & criſtalisé dans une terre jaune, dont la montagne de Mouſſon eſt remplie. Ce ſel ſe diſſoud & ſe fond dans l'Eau qui paſſe à travers cette terre, & lui donne un petit goût d'aſtriction, & toute ſa vertu. Le ſediment jaune qu'elle laiſſe au fond de la Fontaine, & des bouteilles où elle repoſe, eſt une portion de la terre qu'elle a entraînée avec elle, & qui s'en ſepare naturellement, de même que par l'ébullition. On doit juger de cette Eau, rélativement aux Eaux de Forges. Elle eſt tres legere, elle purge doucement par le ventre, & elle pouſſe abondamment par les urines. M. le Cardinal de Richelieu paſſant par Pont-à-Mouſſon en 1632, alla voir, le lendemain de ſon arrivée, cette Fontaine. Il en but, & en trouva l'eau meilleure que celle de Forges. Il en emporta avec lui, & s'en trouva bien. Messieurs les Medecins du Roy, & de mondit Sr. le Cardinal, la trouverent excellente. Le jugement de ces Messieurs a été confirmé par une longue suite de guérisons, attestées non seulement par les Medecins, mais encore par la voix des peuples, qui en ont été les témoins.

Cette Fontaine n'est pas la seule chose qui rende la Ville de Pont-à-Mousson recommandable. On conviendra sans peine, que la pureté de l'air contribuë autant à rétablir la santé, qu'à l'entretenir : Qu'une Ville bien située, sur le bord d'une grande Riviere, dans un terrain égal, & où tout le Pays produit d'excellens alimens, doit être un sejour tres agréable & tres sain. Le seul aspect de Pont-à-Mousson en donne une idée tres avantageuse. Ceux qui y font leur sejour, ou qui y viennent chercher leur guérison, y trouvent non seulement ce qui peut flatter la vuë, mais encore ce qui charme le goût, avec tout ce qui peut rendre la vie agréable, & dissiper l'ennui, qui ne sert qu'à entretenir la maladie, dont elle est souvent l'effet. Ses campagnes donnent un bled bien conditionné; ses côteaux un vin bienfaisant, ni corrosif, ni trop fumeux; la volaille y est commune; le poisson & le gibier s'y trouvent en assez grande abondance. Située entre Nancy, Metz, Toul, & Verdun, elle participe à tout ce que ces Villes ont de plus exquis. La Nature liberale à son égard, non contente d'arroser son territoire par un grand nombre de sources tres abondantes, l'a encore enrichie des Eaux Minérales dont il s'agit, & dont les Habitans ressentent tous les jours les salutaires effets dans leurs maladies. Tant d'avantages qui se trouvent dans un si beau sejour, firent prendre la pensée à Charles de Lorraine, Cardinal & Archevêque de Rheims, & à Charles III. Duc de Lorraine, d'y fonder une Université, qui y a été effectivement érigée avec les mêmes prérogatives que les Univerſitez de Paris & de Bologne.

L'Univerſité de Pont-à-Mouſſon, qui en eſt le principal ornement, a toujours donné à la Lorraine de bons Sujets, qui lui ont fait honneur par leur merite, & dont elle a tiré de tres grands ſervices. On y voit encore de ſçavans Theologiens, qui y ſoutiennent la Religion autant par leur capacité que par leur zele : imitant en cela ceux qui les ont dévancez, & qui ſe ſont oppoſez à toutes les nouveautez, avec tant de ſuccés que la Lorraine a conſervé juſques à cette heure la pureté de ſa Foi, malgré tous les efforts que les Novateurs ont fait pour la corrompre. Il en ſort encore tous les ans un nombre de jeunes gens, qui formez dans l'Ecole de Droit, vont ſe diſtinguer dans le Barreau, en plaidant en qualité d'Avocats, ou en rendant la juſtice en qualité de Juges. L'Ecole de Medecine fournit auſſi à toute la Province d'habiles Medecins.

Ce fut en 1572, que cette Université fut érigée par Gregoire XIII. Les Facultez de Theologie, de Philosophie, & des Arts, furent confiées aux RR. PP. de la Compagnie de JESUS, qui firent paroître leur zele pour la Religion & pour l'Etat, en choisissant pour Professeurs les plus habiles d'entre eux; ce qui donna d'abord de la réputation à l'Université, & y attira un tres grand nombre d'Etrangers. Le Prince fit venir de tres sçavans Jurisconsultes, & des Medecins tres experimentez, pour les mettre à la tête des Facultez de Droit & de Medecine. Pierre Gregoire de Toulouse, & Guillaume de Barquelet y furent suivis, en 1582, de tous ceux qui connoissoient leur profonde capacité; ce qui rendit la Faculté de Droit une des plus celebres de l'Europe. Ces deux grands Hommes, qui ont donné d'excellens Ouvrages au Public, ont été remplacez jusqu'à cette heure par des Professeurs d'un mérite distingué, & entre les mains de qui la Faculté n'a rien perdu de ſon premier éclat.

On eſt redevable de l'établiſſement de la Faculté de Medecine à Charles le Pois, Docteur de la Faculté de Paris, & Seigneur de Champel. Il commença en 1590, à y faire paroître ſon érudition, & donna enſuite au Public ſon Livre, *De ſerosâ Colluvie & Diluvie*, qui eſt eſtimé & recherché de tous les Connoiſſeurs. Sous un Doyen de ce caractere, la Faculté ne pouvoit manquer de devenir celebre. Elle eut dans ce temps-là Pierre Barot & René Baudin pour Profeſſeurs ordinaires, & Samuel Philipin pour Botaniſte. Jacques Lorrain, & Marc Barot leur ſuccederent. Enſuite la Faculté s'étant fort reſſentie des révolutions arrivées en Lorraine, elle eut beſoin du mérite de Chriſtophe Pillement, pour n'être point anéantie. Il y a fait les fonctions de Doyen pendant 35 ans avec diſtinction, & a laiſsé à l'Univerſité de Pont-à-Mouſſon, dans ſa famille, de quoi la dédommager de la perte quelle a faite en sa personne. M. Nicolas Guébuin soutient aujourd'hui avec dignité le poids du Décanat. Il a pour Collégues, les Sieurs Joseph le Lorrain, & Charles-Guillaume Pacquotte, qui n'oublient rien pour faire reprendre à la Faculté son premier lustre. Les leçons s'y font réguliérement tant en Medecine qu'en Chirurgie, & les Démonstrations d'Anatomie & des Plantes s'y font aussi tous les ans. Ces Messieurs ont acquis une grande connoissance de la nature des Eaux de la Fontaine de Mousson, par le grand nombre d'experiences qu'ils en ont faites, & ils offrent volontiers leurs soins & leurs avis, à ceux qui pourront en avoir besoin, pour prendre ces Eaux avec fruit.

On donnera dans cette Dissertation, une idée generale de l'Eau. On y parlera de la nature des Eaux Minerales. On rapportera les differens sentimens des Auteurs qui ont traité des Eaux Minérales ferreuſes ; & les experiences qu'on a faites ſur les Eaux Minérales de Pont-à-Mouſſon. On y déduira quelques Maladies auſquelles elles conviennent particuliérement. On y ajoutera la Méthode de les bien prendre ; & on y donnera à la fin, la Traduction de la Theſe qui a occaſionné cette Diſſertation.

APPROBATIONS

De Messieurs les Premiers-Medecins de LEURS ALTESSES ROYALES.

LEs Recherches & les Experiences qui ont été faites depuis peu dans l'Université de Pont-à-Mousson sur les Eaux Minerales & Medicinales de Mousson, ayant donné des idées justes & certaines de leur nature, & des substances minerales qu'elles contiennent ; l'usage en deviendra dans la suite plus assuré & plus heureux. On sera redevable à M. Pacquotte, Conseiller-Medecin Ordinaire de S. A. R. & Professeur en Medecine, d'en avoir composé une Dissertation, qui sera aussi utile au Public, qu'elle est fondée sur les bons principes de Physique & de Medecine. A Luneville, le 8 Decembre 1718.

Signé, BAGARD.

QUoi que la maniere dont M. Pacquotte, Conseiller-Medecin Ordinaire de S. A. R. & Professeur en Medecine, se sert dans sa Dissertation, pour expliquer l'utilité & l'usage des Eaux Minerales de Pont-à-Mousson, paroisse être nouvelle; néanmoins le celebre M. Charles le Pois, Doyen de la Faculté de Medecine de cette Université, s'en est servi dans son excellent Livre *De Illuvie & Colluvie serosâ.* C'est ce Systême que son digne successeur développe avec toute la Mécanique la plus réguliere, & la plus conforme à la pratique d'Hypocrate. Je ne sçaurois trop louer le travail & le zele de l'Auteur. Son Ouvrage est des plus sçavans, & des plus utiles au Public. Il ne me reste qu'à l'exhorter de continuer comme il a commencé : il deviendra l'ornement de sa Faculté, comme M. le Pois l'a été dans son temps. A Lunéville, le 21 Decembre 1718.

Signé, LOUVIOT.

DISSERTATION

DISSERTATION SUR LES EAUX MINERALES DE PONT-A-MOUSSON.

CHAPITRE I.

De la nature de l'Eau en general.

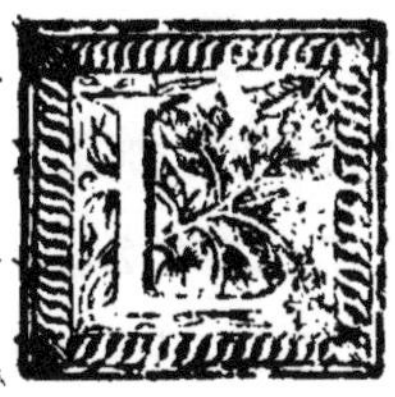

Es anciens Philoſophes reconnoiſſent quatre Elemens, ſçavoir, le Feu, l'Air, l'Eau & la Terre, & ils prétendent que tous les corps en ſont composez. Il en eſt qui veulent que l'Eau ſoit le principe univerſel du Monde, & que l'Eau ſeule ſoit capable de former tous les corps ſublunaires, de les nourrir, & de les porter à leur état de perfection. La Philosophie moderne regarde l'Eau comme un amas de petits corps, qui se sont formez du premier Element, dans les pores ondoyans de la Terre interieure. Elle enseigne que ces petits corps ressemblent à de petites cordes souples, & disposées à se plier en tout sens; qu'ils ont une surface polie & unie, & que de leur assemblage résultent ces grands corps fluides, que nous appellons Mers. Dans ce Systême, l'Eau est moins pesante que la Terre, parce qu'en pareil volume, elle a plus de force pour s'éloigner du centre de son mouvement, que la Terre n'en a pour s'éloigner du sien. Elle est liquide, parce que ses particules étant fort délicates, elles peuvent être aisément muës les unes à l'égard des autres, par la matiere subtile qui les environne. Elle est transparente, parce que cette même matiere est si abondante dans ses pores, qu'elle peut aisément transmettre l'action des corps lumineux, sans en être empêchée.

La Mer eſt le réſervoir de toutes les Eaux, d'où partent celles des Puits, des Rivieres & des Fontaines. Le P. Schot ſuppoſe que la Mer eſt plus haute que la Terre, & ſoutient que toutes les Fontaines ſe font horizontalement, ou à l'horizon des Rivieres, ou à l'horizon de la Mer, à cauſe qu'on voit tous les jours des Fontaines décroître & croître, ſelon la diminution ou l'augmentation des Rivieres, ou ſelon le flux & le reflux de la Mer. Il ſuppoſe pour cela des tuyaux ou canaux ſouterrains. Cet Auteur traite Van Helmont de fou, pour avoir avancé que les Eaux de la Mer ayant penetré le centre de la Terre, étoient animées d'un eſprit vif, qui les portoit naturellement en haut vers la ſurface de la Terre, où étant abandonnées de leur eſprit, elles reprenoient leur peſanteur naturelle.

D'autres diſent que la Mer étant extrêmement vaſte & profonde, elle comprime ſon fond par ſa peſanteur naturelle, & que par cette preſſion continuelle, elle fait monter les Eaux à la superficie de la Terre. Plusieurs veulent que la Terre, soit comme une éponge; qu'elle suce les Eaux, & qu'elle les porte à sa surface. Quelques-uns croyent que les Eaux sont sublimées du centre, & attirées à la circonference de la Terre, par la force & la vertu des Etoiles.

Un nouvel Auteur s'explique ainsi: La Mer est un amas d'eau si considerable, qu'on ne sçauroit mesurer son fond. Elle presse par sa pesanteur naturelle son gravier, & ses eaux s'insinuent peu à peu, & transcolent dans le centre de la Terre. Ce centre est un espace convexe, si grand & si spacieux, qu'il sert de réservoir, pour fournir les eaux nécessaires à tous les Etres de la Nature. Son fond est bitumineux. Les eaux naturellement salées, en s'insinuant & penetrant sans cesse au travers des pores de la Terre, prennent une autre qualité par cette continuelle transcolation: tellement que lorsqu'elles se joignent avec celles du centre, qui ſont terreſtres, bitumineuſes, & ſulphurées, ces particules hétérogenes les ſont fermenter avec violence. Cette fermentation excite la chaleur : la chaleur raréfie les eaux, qui ſe réduiſent ainſi en vapeurs. Ces vapeurs étant pouſsées à la ſuperficie de la terre, & même juſqu'au ſommet des plus hauts rochers, par les poroſitez & par les ſciſſures, ſe condenſent en eau, par le moyen du froid, & d'une certaine boüe, au travers de laquelle elles ſe filtrent, & achévent de ſe rendre douces, ſe dépouillant entiérement des parties métalliques dont elles ſont imprégnées.

M. Regis prétend que les eaux de la Mer coulent dans les lieux qui en ſont les plus éloignez, par des conduits ſouterrains, qui penetrent les terres & les montagnes de tous côtez. Ces conduits ſont formez par les differens lits de terre glaiſe, de differens étages & niveaux, que l'on trouve ſous la ſuperficie de la terre, & dans les montagnes.

Ces lits sont separez par des pierres & graviers entremêlez, qui ne se joignent pas si bien l'un à l'autre, qu'il ne reste entre deux plusieurs espaces vuides. Lorsque les eaux de la Mer sont arrivées dans ces lieux, il n'est pas mal-aisé, dit-il, d'entendre, que la chaleur intérieure de la terre, qui commence à les agiter plus qu'à l'ordinaire, fait qu'elles s'élevent en vapeurs, & que les plus fortes s'élancent jusques dans l'air, où elles forment les nuës; tandis que les plus foibles s'arrêtent au sommet des montagnes; soit parce que les ouvertures par où elles se meuvent, finissent en approchant de la terre extérieure; soit parce que la froideur de cette terre, causée par le froid actuel de l'Hiver, les resserre; soit enfin, à cause que ces parties perdent en montant peu à peu leur mouvement, en le communiquant aux autres corps qu'elles rencontrent. Mais de quelque maniere que ces particules d'eau se rallentissent, quand elles sont plusieurs enſemble, elles doivent compoſer bientôt de petites goutes, qui ſe joignant les unes aux autres, & devenant ainſi plus groſſes, deſcendent à la fin dans des lieux plus bas, où trouvant encore d'autres goutes avec qui elles ſe joignent, elles coulent enſemble juſqu'à ce qu'elles ſoient parvenuës à quelque lit de glaiſe, qui les arrête, & qui les conduit, juſqu'à ce qu'elles ſe faſſent quelque ouverture ſur la pente d'une montagne, ou au fond de quelque vallée, & qu'elles forment les fontaines, leſquelles ſe joignant pluſieurs enſemble, & coulant d'un lieu bas en un autre plus bas, elles creuſent la terre juſqu'à ce qu'elles ayent rencontré la glaiſe ou le tuf qui leur réſiſte ; & ſe font ainſi un chemin, que nous appellons Riviere, qui ſe continue juſqu'à la Mer. Mais ſi les eaux qui ont été ainſi évaporées, viennent à deſcendre au bas des montagnes, & ſi les lits de glaiſe qu'elles rencontrent, ſont tellement diſpoſez, qu'ils s'étendent à l'entour ſous les tertes des plaines, elles s'y répandent, & fournissent par consequent à tous les puits qu'on y peut creuser.

Quoi que la plûpart des puits viennent des sources que les differens lits de glaise ont conduit sous les plaines, il s'en trouve néanmoins un fort grand nombre, qui sont produits par les eaux qui viennent immédiatement de la Mer, & qui ne sont pas salées ; parce qu'elles ont passé par des sables ou par des pores de la Terre si étroits, sur-tout dans leur commencement du côté de la Mer, qu'elles se sont filtrées à leur entrée, & dépouillées de leur sel.

Au reste, bien que les Rivieres se déchargent incessamment dans la Mer, il ne faut pas croire qu'elle en doive devenir plus grande, parce qu'il retourne toujours autant d'eau vers le bas des montagnes, pour y former des fontaines, que les fontaines en fournissent aux rivieres pour la rapporter à la Mer. Il n'y a pas même de quoi s'étonner que l'eau de la Mer ne devienne pas plus douce, quoi qu'elle reçoive celle de tant de rivieres, & qu'il ſorte continuellement de ſon ſein des eaux ſalées, qui ſe répandant dans toute la terre, laiſſent leur ſel dans les lieux où elles ſe diſtillent. Car outre que l'eau de la mer peut venir en ces lieux-là par des conduits ſi larges, que celle qui reſte aprés l'évaporation, peut remener à la mer tout le ſel qui n'a pû s'élever; les ſources qui coulent ſans ceſſe par des montagnes de ſel, en ramenent pour le moins autant dans la mer, que les eaux de la mer en peuvent conduire ſous les terres.

Il ſeroit aſſez inutile de nous arrêter ſur la nature de l'eau de pluie: ainſi on ſe contente de dire, que le ſentiment ordinaire, eſt que cette eau eſt une liqueur, qui étant raréfiée par la chaleur du Soleil, s'éleve juſqu'à la moyenne région de l'air, où elle eſt ſoutenuë par les vents, ou par la peſanteur de l'air; & que venant enſuite à ſe condenſer, elle diſtille en pluye & en rosée ſur la terre, d'où elle coule dans les rivieres, & dans une infinité de lieux bas & profonds. La Medecine qui s'attache à en connoître les vertus, prétend que l'eau de pluye est empreinte de quelques sels acides de l'air, qui la rendent plus penetrante & plus déterfive que l'eau commune, & qu'elle sert de dissolvant universel; que les eaux de fontaine & de puits sont de toutes les eaux les plus claires, les plus limpides, & les plus dépurées, parce qu'elles ont été filtrées au travers des terres; mais que l'eau de riviere est la plus saine pour l'usage ordinaire, parce qu'elle est dans un continuel mouvement; parce que le Soleil ayant passé dessus, l'a échauffée & corrigée, & parce qu'elle est empreinte de quelque peu de sel, qui la rend apéritive. Si elle est trouble, il est facile de l'éclaircir, en la laissant reposer, ou en la filtrant.

L'eau est cependant bien differente, selon la difference des lieux où elle a passé, & où elle a été differemment alterée. La plus convenable pour la ſanté, eſt celle qui eſt légére, claire, pure, qui n'a ni couleur, ni odeur, ni ſaveur, qui s'échauffe & ſe refroidit tres vîte.

Quoi que nous faſſions tres peu de cas de l'eau, parce qu'elle eſt tres commune, elle eſt néanmoins abſolument néceſſaire à la Nature, puiſqu'elle ne pourroit rien produire ſans l'eau, que ſans l'eau les animaux mourroient de ſoif, que les ſouphres s'allumeroient, & que toute la Nature ſeroit bien-tôt conſumée par les ardeurs du Soleil. C'eſt pourquoi l'Auteur de la Nature, prévoyant le beſoin continuel que nous aurions de cette liqueur, n'en a laiſsé manquer dans aucun des lieux qui ſont habitez ſur la Terre.

CHAPITRE II.

Des Eaux Minérales en particulier.

L'Eau de la Mer, qui s'est évaporée dans les creux des montagnes, ou filtrée à travers les pores étroits de la Terre, & qui devient insipide, en se dépouillant des sels dont elle étoit chargée, redevient salée, en passant par des terres chargées de sels, qu'elle détrempe. Par la même raison, si ces Eaux rencontrent des matieres métalliques ou minérales, elles en détachent les parties les plus délicates, qui leur donnent les proprietez qui leur font donner le nom d'Eaux Minérales.

On divise les Eaux Minérales, en tiédes ou chaudes, & en froides. La chaleur actuelle des Eaux chaudes se contracte vrai-semblablement par le mêlange de quelque souphre enflammé, ou de quelques exhalaisons soûterraines, qui changeant les surfaces des parties aqueuſes, ſe nichent entre deux, & leur font faire la pirouette : elles peuvent même avoir été échauffées par des feux ſoûterrains, ſur leſquels elles ont paſſé. Ces Eaux contiennent ordinairement des ſels ſulphureux & volatiles, & du ſel fixe, qui viennent des Terres & des Mines par où elles ont paſſé. On voit ſouvent du ſouphre que ces Eaux ont entraîné, & qui ſe ſepare aux côtez du baſſin, quand elles ſont en repos. C'eſt ce qu'on remarque dans les Eaux de Plombiere, de Bourbonne, de Bourbon, de Vichy, de Balaruc, d'Aix, &c. leſquelles conviennent aux Rhumatiſmes, ſoulagent les Paralytiques, diſſipent la Goute Sciatique, réveillent les Apoplectiques & les Léthargiques, & font tranſpirer les humeurs froides, étant buës ou reçuës par la Douche ou par les Bains. Quelques-uns croyent que ces Eaux Minérales tirent leur vertu de la fermentation centrale, auſſi-bien que les Eaux froides ; parce que, diſent-ils, dans la fermentation, les matieres & les vapeurs minérales sont mises en action, & poussées vers la surface de la Terre. Ces matieres, en transcolant dans le sein de la Terre, se refroidissent & se condensent dans les matrices des differens métaux & minéraux qu'elles rencontrent; & les parties les plus volatiles de ces matieres, ne pouvant être si facilement fixées dans les veines de la Terre, se dégagent, & passent mêlées avec les vapeurs de l'Eau qui vont à la surface de la Terre, & forment ainsi les Fontaines Minérales.

Il est sûr que la proprieté des Eaux Minérales froides, dépend du mêlange de certaines matieres qui se trouvent à leur passage, dans la terre, & dans les cavitez ou interstices des rochers. La plûpart de ces matieres, dont le different mêlange fait la difference des Eaux Minérales, ne s'y discernent point. Pour expliquer la maniere dont les Eaux qui coulent dans les entrailles de la Terre, s'en chargent, quelques Auteurs ont recours à un ſel acide, aërien & nitreux, qu'ils appellent Sel eſſentiel, lequel s'uniſſant à un ſel alcali, qui s'échape du centre de la terre, penetre les matieres métalliques & minérales, en diviſe les globules, les volatiliſe, & s'y unit parfaitement; d'où il arrive que les Eaux qui ſont chargées de cet eſprit double, ſe chargent de ces globules, & les entraînent avec elles. Ils prétendent que les Eaux qui ſont imprégnées de cet acide, lorſqu'il eſt encore pur, ſont les Sources dont on boit en Alſace & à Coblens, qu'on appelle Eaux aigrelettes, leſquelles excitent une legere ébullition, en les mêlant avec le vin, à cauſe peut-être du choc de l'acide ſur quelques parties tartareuſes. Mais ſi ces Eaux aigrelettes, diſent-ils, paſſent par une mine de vitriol, elles deviennent vitriolées; & ſi ces mêmes Eaux renduës vitriolées, rencontrent enſuite des mines de fer ou de cuivre, qu'elles heurtent & dévorent; ces Eaux ſont appellées vitriolées ferreuſes, ou vitriolées cuivreuses. Cet acide, continuent-ils, avant de parcourir toutes ces mines, peut s'unir avec un sel alcali, & par la fermentation, se volatiliser, & devenir un menstruë convenable à separer des globules sulphurez contenus dans ces mines, & rendre pour lors les Eaux parfaitement Minérales. Il faut donc, selon eux, que cet acide soit changé, & rendu double par l'union des sels alcali volatiles, qui s'échapent du centre de la terre, & s'élevent jusqu'à la superficie; non seulement à la faveur des aisles que lui communiquent, pour ainsi dire, les fermentations soûterraines des sels alcali, tant fixes que volatiles, & des acides qui s'y entrechoquent autant de fois que quelque humidité les met aux prises; mais encore par un feu d'une perpetuelle digestion, entretenu & fomenté peut-être par ce même mouvement & ce combat interieur; & que de plus, cette mine soit molle, spongieuse, & disposée à se laisser ouvrir, pour abandonner à ce dissol-

diſſolvant ces vertus médicinales.

Quoi que tous les Minéraux viennent d'une même ſource & d'un même fondement, ils différent entre eux ; parce que les uns comprennent la matiére des métaux, dont les principes ſont imparfaitement liez, juſqu'à ce qu'ils ſoient devenus métaux ; les autres Minéraux ne ſont que des ſels, comme l'alum, le nitre, &c. Le différent mêlange & le différent arrangement des ſels, des ſouphres & des terres qui les compoſent, en fait la ſeule différence ; mais comme la diverſité de ces matiéres eſt grande, que la rencontre de leur mêlange eſt caſuelle, que les qualitez des lieux où elles paſſent, & où elles ſont retenuës, ne ſont point évidentes, & que les altérations qu'elles produiſent dans les eaux où elles s'inſinuent, ne ſont pas toujours manifeſtes ; il eſt fort difficile de reconnoître & de diſcerner les ſucs qui peuvent être mêlez avec les Eaux Minérales. Quoi que ces ſucs ſe condenſent de même, quoi que les sels & les terres puissent être entraînez par les eaux, la connoissance de ces sels & de ces terres, mêlez dans les eaux, n'est pas toujours si distincte, que l'on puisse en déterminer les espéces, & porter un jugement certain sur leurs proprietez.

La seule expérience peut nous apprendre l'usage que nous devons faire des Eaux Minérales froides. Toutes les analyses qu'on en fait, ne peuvent nous déterminer à leur donner aux unes de l'alum, aux autres du nitre, aux autres du vitriol; & encore moins, à les croire ferreuses, cuivreuses, dorées ou argentées. On a observé, que de toutes ces Eaux, ausquelles on a donné de si beaux noms, on n'a pû tirer que des sels & des terres de diverses qualitez, & en des quantitez différentes.

Il est cependant incontestable que les Eaux Minérales peuvent avoir des qualitez différentes, si on considére que quelques-unes de ces Eaux viennent des lieux moins éloignez de la surface de la terre, & les autres de certains endroits plus profonds. Celles qui n'ont pû pénetrer bien avant, à cause des lits de pierre ou de terre grasse qu'elles ont rencontrées, demeurent sur ces bancs, & ne s'écoulent que par où elles trouvent quelque issuë. Elles ont leur origine, ou de la chûte des pluyes, ou de la transcolation des eaux des riviéres, des lacs, ou de la mer, par les terres prochaines. En traversant ces terres, elles résolvent les sels qui s'y rencontrent, & se chargent de quelques subtiles particules terrestres que l'on y trouve, en les faisant évaporer. Si ces eaux sont raréfiées par quelque chaleur interne de la terre, elles s'élévent en vapeurs, & reçoivent facilement les mêlanges des exhalaisons & des vapeurs minérales qui sont fréquentes en ces lieux-là: mais ces mêlanges ne pouvant se discerner dans ces eaux sorties de leurs sources, ni par l'odeur ni par le goût, ils ne peuvent être reconnus que par des effets, dont le rapport à leurs causes n'est pas toujours facile à deviner.

Contentons-nous donc de dire, que la Nature seule est l'ouvriére des Eaux Minérales ; qu'il suffit qu'elles fondent & détrempent les sels qu'elles rencontrent dans les entrailles de la terre, pour devenir purgatives & apéritives ; & que tous ces beaux noms de Sel de Mars, de vitriol de Mars, qu'on a donné anciennement à nos Eaux de Pont-à-Mousson, sont des termes peu connus par ceux-mêmes qui les ont inventez, pour imposer au Public. Il ne sert à rien non plus, d'avoir recours à un acide aërien, & des alcalis terrestres, & à des fermentations outrées, pour fondre un sel dont la nature est de se résoudre & de s'étendre dans l'eau, & d'être condensé par l'évaporation, de la même maniére que l'on tire le sel marin, & notre sel des Salines de Roziéres, de Château-Salins, & de Dieuze ; sur-tout puisque les métaux résistent à l'impression de l'eau, puisque les teintures qu'on en tire, ſont artificielles, & contre l'intention de la Nature, qui a travaillé ſi exactement à l'union de leur principe, qu'elle eſt inimitable; & puiſqu'enfin dans nulle des expériences que l'on a faites ſur les Eaux Minérales, on n'en a jamais pû tirer aucune portion métallique ; que toutes les mines ne ſe tirent qu'avec le ciſeau & le marteau, & que les eaux n'en ont jamais détruit aucunes; ce qui arriveroit, ſi elles étoient capables d'en extraire les ſels & les ſouphres.

Tout ceci eſt confirmé par les expériences que nous avons faites ſur nos Eaux Minérales, dont nous n'avons pû tirer qu'un ſel ſalé, de la nature du ſel gemme & du nitre, que nous avons trouvé incorporé dans les terres qui ſont autour de la Fontaine; ce qui nous a à la fin deſſillé les yeux, & fait admirer la ſimplicité avec laquelle la Nature forme les Eaux Minérales, & produit tant d'effets ſurprenans, & dont les hommes s'éloignent ſi fort, pour recourir à des explications aussi obscures, que mystérieuses.

CHAPITRE III.

Differens sentimens sur la nature des Eaux Minérales ferreuses ; avec les expériences faites sur celles de Pont-à-Mousson.

LA diversité des sentimens de ceux qui ont écrit sur la nature des Eaux Minérales, répand une grande obscurité sur cette matiére. M. Linand dit que les Eaux de Forges ne sont autre chose qu'une espéce de teinture de Mars ou de fer, ou une dissolution des parties vitrioliques, sulphureuses & terrestres qui sont toute la substance du fer, faite dans beaucoup d'eau, & si bien ménagée, que tout l'art des Chymistes ne sçauroit aller jusqu'à la perfection de cette opération, qui se fait naturellement dans les entrailles de la terre.

Il ſuppoſe que la mine de fer étant un corps fort poreux, composé de ſels vitrioliques, de ſouphre & de terre, ces principes ſont liez enſemble, de maniére que l'eau ſimple, qui eſt le vrai diſſolvant de tous les mixtes gommeux & ſalins, eſt capable de les deſunir. Ce diſſolvant s'en charge plus ou moins, & plus ou moins facilement, ſuivant que cette terre ferrugineuſe ſe trouve plus ou moins parfaite, que ſes principes ſont plus ou moins digérez, & unis enſemble, & que le menſtruë aqueux eſt plus ou moins de temps à faire ſa diſſolution. Ces particules minérales, ajoute-t-il, dont ces Eaux ſont imprégnées ; les ſels acides, vitrioliques, volatiles, les parties ſulphureuſes & terreſtres qui compoſent le fer, ſont ſi ſubtiles, qu'elles s'échapent toujours, au moins en partie, ou ſe précipitent, quand on tranſporte ces Eaux en des lieux trop éloignez de leur ſource, ou qu'on les garde trop long-temps : ainſi n'y trouve-t-on plus ce goût, & cette odeur ferrugineuſe qu'on ſent à leur ſource ; elles ne ſçauroient plus faire ſi vîte ni ſi parfaitement, cette couleur violette qu'on leur fait prendre, quand on les mêle avec la noix de galle.

La Rouviere penſe que l'eſprit minéral, dont les Eaux de Forges ſont imprégnées, & duquel coulent, comme d'un eſprit fécond, tant d'effets ſurprenans pour une infinité de maladies des plus rebelles, n'eſt peut-être pas ce que tant de gens ont posé pour un principe inconteſtable, c'eſt à dire un acide volatile ou fixe, d'une nature purement vitriolique, lequel bien loin d'adoucir comme tel, les ſymptomes d'un acide exalté, les aigriroit davantage, à quoi l'expérience ordinaire répugne. La vertu des Eaux minérales de Forges dépend donc, ſelon lui, d'un eſprit double, volatile, nitro-aërien, & censé étheré balſamique, par l'union intime qui s'eſt faite de quantité de particules globuleuſes ſulphurées, que les Eaux animées de ce diſſolvant ſpécifique, détachent des ſouphres les plus purs.

M. Mailly, dans ſon Traité des Eaux Minérales de Chenay, qui ſont à deux lieuës de Rheims, dit que cette Eau eſt bitumineuſe, ſulphurée ; attendu qu'auprés de ſes ſources, il ſe trouve de la terre noire extrêmement dure & ſeche, qui n'eſt pas plutôt miſe au feu, qu'elle s'enflamme, & brûle comme le charbon, ſentant tres fort le bitume & le ſouphre, &c. Que cette Eau participe du vitriol, d'autant qu'on apperçoit, aprés l'avoir buë, quelque acidité avec horreur, comme ſi on avoit détrempé de la couperoſe avec de l'eau commune, &c. Il conjecture auſſi, qu'il y a du nitre mêlé, à cauſe qu'elle pique légérement la langue, &c. Au reſte, il dit, que l'Eau de cette Fontaine ayant même goût & mêmes minéraux que celle de Forges, elle a auſſi les mêmes vertus & les mêmes propriétez.

Le Givre fait rouler tout ſon Syſtême

sur l'idée qu'il s'est formée, que toutes les Eaux Minérales ferrugineuses participent du fer & de l'alum, & dit qu'elles ne peuvent pas être vitriolées, attendu que le fer ne sçauroit subsister avec le vitriol, ce sel agissant toujours sur la nature du Mars, jusqu'à ce qu'il l'ait réduit en son espéce.

Messieurs de l'Académie Royale des Sciences, ont trouvé dans l'examen qu'ils ont fait des Eaux de Forges, qu'elles étoient d'une saveur un peu ferrugineuse,& qu'elles laissoient, aprés leur évaporation, tres peu de résidence rousse, obscure, un peu salée ; que le peu qu'elles avoient de sel, étoit semblable au sel commun, & n'avoit aucun rapport au vitriol.

Je pourrois rapporter quantité d'autres Auteurs, qui ont traité cette matiére : mais comme ceux que je cite, sont les plus accréditez, & qu'ils ont fait la critique des autres, je n'en ferai point de mention,& me contenterai de donner au naturel, les expériences que nous avons faites ſur les Eaux Minérales de Pont-à-Mouſſon ; pour pouvoir en former une idée qui ne ſente ni le Creuſet ni l'Alambic.

On a fait bouillir quatre meſures de cette Eau, & on en a tiré quatre onces de ſel jaune, & fort amer au goût, & cinq onces & demie de terre jaune : de maniére que chaque pinte de cette Eau, contient quinze grains de ſel, & dix-huit grains de terre jaune ; non compris la portion de ce ſel, qui ſe volatiliſe, & s'évapore en fumée par l'ébullition, ainſi qu'on l'a remarqué, en le trouvant attaché à la muraille auprés de laquelle étoit poſé le vaiſſeau.

Ce ſel mis dans le creuſet, ſe met aiſément en fuſion, comme du verre fondu, exhalant une odeur de ſouphre, & faiſant une petite flamme bleuë.

Ce ſel ayant été calciné, & filtré aprés l'évaporation de l'humidité, blanchit, eſt ſans odeur, & garde ſon âpreté & ſon amertume.

Ce ſel ne fermente point avec les

acides, ni avec l'esprit de vitriol, ni avec celui de nitre, ni avec celui de vinaigre, ni avec l'huile de tartre.

Ce sel ne fait aucune détonation, étant jetté sur les charbons ardens, comme le nitre. Etant dissout dans l'eau, il ne fait aucune impression sur la noix de galle, comme le vitriol.

Ce sel tiré chymiquement, est assez semblable au sel Despson, que l'on tire d'une fontaine en Angleterre, lequel est blanc, sans odeur, & un peu amer. Il peut être comparé au sel gemme, ou au nitre des Anciens, lequel est fixe & volatile, & ne fermente point avec les acides.

Pour sçavoir si le feu ne changeoit rien dans la nature du sel de ces Eaux, on en a tiré un sel naturel, en les exposant au Soleil. Ce sel ne différe de celui qui a été tiré par l'ébullition, que par la couleur, étant plus blanc que l'autre.

L'Eau de cette Fontaine, puisée récemment, & mêlée avec la noix de galle, prend une couleur rouge, tirant sur le violet; & peu de temps aprés, elle dépose cette couleur au fond du vaisseau : mais la dissolution de son sel ne fait aucune impression sur la même noix de galle. Nous avons ensuite remarqué, que les terres qui sont autour de la Fontaine de Mousson, tirent sur l'ocre; qu'elles contiennent de petits corps brillants, qui se fondent sur la langue, & qui ont le même goût que le sel qu'on a tiré de l'Eau de cette Fontaine : il est donc à présumer que c'est une espéce de sel gemme & nitreux, dont ces Eaux se chargent légérement, en passant à travers les terres de cette montagne, qui les rend apéritives & purgatives. Ainsi ces Eaux sont chargées d'une portion de ce sel, suffisante à les rendre médicinales, quoi qu'elles entraînent un peu de terre jaune, qui se précipite aisément, & chaque pinte de cette eau contient quinze grains de sel fixe, & presque autant de sel volatile, lesquels nous ne devons regarder, ni comme ferreux ni comme vitrioliques, mais purement de la nature des sels concrets & salez, dont les entrailles de la terre sont remplies.

Il y a autour de la Ville de Pont-à Mousson deux autres Fontaines, aussi minérales. L'une est auprés du Moulin du milieu, sur le chemin de Saint Mihiel; & l'autre est dans l'enclos de la Maison de Campagne de M. le Baron de Mahuet. On a fait les mêmes expériences sur les Eaux de ces Fontaines. On y a trouvé moins de sel qu'en celles de Mousson, & plus de terre; celles du Moulin du milieu, ne contenant que trois grains de sel par pinte, mais plus de vingt-quatre grains de terre jaune; & celle de M. de Mahuet, dix grains de sel par pinte; ce qui les rend moins efficaces, moins apéritives, moins purgatives, & plus pesantes sur l'estomach, que celles de Mousson.

On doit donc préférer les Eaux de la Fontaine de Mousson, aux autres dont nous venons de parler, puisqu'elles ſont plus légéres, chargées de plus de ſel ; que ce ſel eſt plus ſalé & plus apéritif ; qu'elles ont beaucoup moins de terre, & qu'on voit tous les jours des guériſons ſurprenantes, produites par l'uſage de ces Eaux. On peut même préferer ces Eaux à celles de Buſſan, de Tancour, & à pluſieurs autres qui ſe trouvent dans les Etats de S. A. R. tant par rapport aux commoditez que les malades trouvent à Pont-à-Mouſſon pour le logement & pour les alimens, que par rapport à la bonté de l'air qu'on y reſpire, & à la facilité des voitures, pour s'y faire tranſporter : ce qui avoit rendu autrefois ces Eaux ſi recommandables, qu'on y abordoit de toutes parts, & que le nombre des malades qui y venoient, étoit ſi grand, que la Ville de Pont-à-Mouſſon, quoi qu'aſſez ſpacieuſe, pouvoit à peine les loger tous.

CHAPITRE IV.

Maladies ausquelles les Eaux de Mousson conviennent.

ENtre les Maladies chroniques, les plus ordinaires sont la Mélancolie hypocondriaque, la Jaunisse, & les Pâles couleurs, pour lesquelles nous ordonnons particuliérement les Eaux de Mousson. On a crû jusqu'à présent que la Mélancolie hypocondriaque avoit pour cause un sang aigri, dépouillé de ses esprits & de ses parties volatiles, & que ce sang contractoit cette acidité dans la ratte, d'où étant porté à toutes les parties du corps, il s'y fermentoit, & y causoit des désordres infinis. De là partoient les obstructions des viscéres, la tension des hypocondres, la difficulté de respirer, les douleurs vagues de toutes les parties organiques, ces inquiétudes, dans lesquelles ces malades sont continuellement plongez, & ces vaines

vaines idées qu'ils se forment, comme de croire d'être du verre, & qui leur font éviter avec soin toutes les choses dures. Il y en a qui se persuadent être morts, & qui ne veulent ni boire ni manger; d'autres s'imaginent n'avoir point de pieds ou de mains, & refusent à ces membres leurs mouvemens naturels : quelques-uns même se croyent changez en bête, comme en liévre, en cheval, &c. & brouttent l'herbe comme eux. On avoit pour lors recours aux purgatifs les plus violens, aux desopilatifs les plus solides & les plus âcres; ce qui rendoit ces maladies incurables. Mais la Méchanique nous apprend, que les violentes passions qui précédent cette maladie, font leur impression sur le genre nerveux, & qu'elles en dérangent les mouvemens. Ceux du cœur commencent à se rallentir; ceux des artéres en deviennent moins fréquens; l'estomach ne fait plus que languir, & manque d'appétit; le ventre devient paresseux: c'en est assez pour mettre le desordre par-tout. Le sang obligé de croupir dans les endroits d'où il n'est point chassé, y change de caractére, s'y épaissit, & contracte une espéce d'aigreur, laquelle irritant les fibres des tuyaux, où le sang ne passe que lentement, en redouble les mouvemens, qui poussent avec violence les liqueurs au delà de leur détermination ; ou les pressent & les durcissent, au lieu de les chasser ; ce qui met le trouble & la confusion dans les liqueurs. Les filtrations ne se faisant plus, les sucs nourriciers n'ont plus la liberté de se porter par-tout ; les sucs dégénérez & superflus ne trouvent plus de sortie, & se jettent çà & là ; la substance du cerveau s'affaisse, & refuse l'entrée aux idées agréables, & convenables à l'homme : c'est pourquoi il ne faut pas s'étonner si toute la machine se trouve ainsi dérangée. Plus vous irriterez les fibres, plus elles se roidiront ; plus vous pousserez & battrez le sang, plus il se durcira, & moins il s'échappera ; plus vous voudrez forcer les digues, moins elles s'ouvriront. Nos Eaux ne forceront rien, puisqu'elles relâchent la tension des fibres; elles ne durciront rien, puisqu'elles détrempent le sang, & le rendent coulant.

Si le foye refuse l'entrée aux parties huileuses du sang, ou si elles se pétrifient, pourquoi en accuser la fermentation? Pourquoi avoir recours à des levains, pour faire exalter cette liqueur, la porter par-tout, & sur-tout à la superficie du corps, pour donner à la peau cette couleur jaune & livide, que nous voyons à ceux qui ont la jaunisse? Ne suffit-il pas que les fibres qui composent les tuyaux & les glandes du foye, se roidissent & se racourcissent, pour empêcher que cette liqueur ne soit portée à la vesicule du fiel, & dans le duodenum, pour donner au chile sa derniere perfection? Cependant rien de plus commun que les remédes huileux & sulphureux, qui ne font qu'agacer ces fibres, qui en augmentent le ressort,

& qui rendent le foye schirreux ou douloureux, & le mettent hors d'état de se ramollir & de se relâcher. Ces remédes sont ordinairement la cause des hydropisies qui surviennent à cette maladie; & qui conduisent au tombeau les malades; puisqu'il ne faut que relâcher des fibres trop bandées, & délayer cette liqueur grumelée & dessechée. Nos Eaux peuvent s'insinuer jusques dans les plus petits recoins du foye, ramollir les fibres, & donner plus de volume & plus de fluidité à la liqueur qu'elles retiennent; & par consequent elles font seules, ce que la Chymie la plus recherchée a inventé pour combattre les maladies dont nous parlons.

On s'étoit aussi avisé de nicher des levains dans les routes tortueuses de la matrice, pour l'ouvrir, & faire couler tous les mois la liqueur sur laquelle ils avoient fait leur impression. La trop grande abondance ou activité de ce levain, selon ces Physiciens, occasionnoit les pertes de sang ausquelles certaines femmes ſont ſujettes ; & lorſqu'il ne s'en trouvoit pas une quantité ſuffiſante, ou qu'il n'étoit pas aſſez exalté, ils prétendoient que les jeunes filles ſouffroient des douleurs cruelles, & que la ſuppreſſion qui en étoit la ſuite, produiſoit les pâles-couleurs, les dégoûts, & les bourſouflemens dont on les voit affligées : c'eſt pourquoi on avoit reçours aux remédes ſpiritueux, volatiles & pénétrans, pour tenir lieu de ce levain, & ouvrir les digues de la matrice. Pourquoi vouloir ainſi forcer les reſſorts d'une partie foible & délicate, qui ne demande point de force pour ſe dilater, & qui ne fournit que le ſuperflu du ſang, que les filles & les femmes ne diſſipent point par la tranſpiration, & par les exercices violens ? Il faut donc flatter les tuyaux qui reçoivent cette liqueur, empêcher qu'elle ne s'y épaiſſiſſe, la délayer, & la pouſſer doucement, ſi on veut éviter les ſuites fâcheuſes de cette retenuë, & ouvrir imperceptiblement les voyes ſecrétes & affaissées, qui n'ont pas été encore pratiquées dans un âge tendre, ou que les violentes passions ont bouché subitement, par l'impression qu'elles font sur les fibres d'une multitude infinie de vaisseaux dont la matrice est tissuë. Nos Eaux sçavent se frayer un chemin à travers ce labyrinthe; & par leur présence, elles relâchent la tension de ces fibres, elles élargissent ces tuyaux, elles fondent & détrempent le sang qui y est retenu, & le font couler sans peine & sans douleur.

Nous avons remarqué dans les expériences que nous avons faites, que les Eaux de Mousson contiennent quinze grains par pinte, d'un sel salé, amer & fixe, & qu'il s'en évapore presque autant lorsqu'on fait bouillir ces Eaux. Nous remarquons aussi tous les jours, qu'un gros de ce sel, pris dans un bouillon de veau, purge doucement & sans tranchées, par le ventre & par les urines. Or si on boit deux pintes de cette Eau, on est sûr d'avoir pris environ soixante grains de ce ſel, lequel chatouillant en paſſant les tuyaux, en réveille les reſſorts, qui par ce moyen expriment les liqueurs groſſiéres qui n'y marchent que lentement: tandis que la partie aqueuſe fond & détrempe ces matiéres indigeſtes, & en rompt les irrégularitez, qui picotent & bleſſent le tiſſu des parties ſolides. Cela ſupposé, on ne peut douter que nos Eaux ne ſoient auſſi tres propres pour laver & nettoyer un eſtomach accablé par des alimens groſſiers & indigeſtes; à calmer les mouvemens précipitez des vaiſſeaux, d'où réſultent les chaleurs d'entrailles & de tout le corps; auſſibien que les mouvemens convulſifs du bas ventre, auſquels on a donné le nom de vapeurs. C'eſt ce qui les rend ſpécifiques contre les jauniſſes & les pâles-couleurs, agiſſant particuliérement ſur la bile, dont elles calment les fougues. Elles ouvrent de même avec juſteſſe les conduits urinaires, & elles débouchent les matrices des filles & des femmes suffisamment pour les remettre en régle. Elles entraînent aussi par la voye des urines, les liqueurs déroutées, qui tendent à former des hydropisies, par la facilité qu'elles ont de s'insinuer & de pénétrer par-tout. Elles se font passage, elles lavent, détergent, & entraînent avec elles tout ce qu'elles rencontrent en chemin, & tout ce qui s'oppose à leur passage. C'est pourquoi nous en voyons des effets merveilleux dans les affections hypocondriaques & histériques, dans les duretez de foye & de ratte, dans les embarras du mésentére; & dans les douleurs néphrétiques: entraînant avec elles les graviers des reins & de la vessie qui les produisent. Nos Paysans n'ont recours qu'à ces Eaux pour les fiévres intermittentes, & y trouvent leur guérison. Les filles & les femmes qui ne sont point réglées, trouvent dans ces Eaux le remède à tant de maladies bisarres qui en résultent; & plusieurs hydropisies naissantes ont été dissipées par l'usage de ces Eaux.

Ces Eaux ſont ſur-tout ſpécifiques pour les Maladies chroniques, ainſi que nous l'expliquerons plus au long dans notre Théſe. Il ne faut pas néanmoins laiſſer de les prendre avec précaution, pour en recevoir les effets ſalutaires. Ceux qui voudront en faire uſage, doivent conſulter un Médecin, lequel connoiſſant leur tempérament & leur maladie, leur preſcrira la conduite qu'il faudra tenir durant le temps qu'ils boiront de ces Eaux, pour ne rien donner au haſard, dans une affaire où l'on ne ſçauroit prendre trop de précaution.

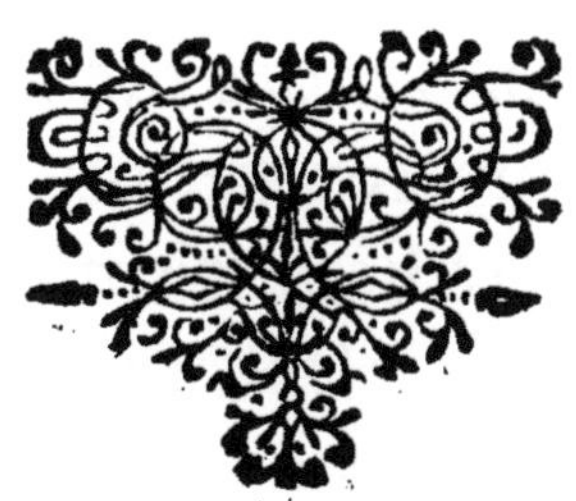

CHAPITRE V.

Méthode pour prendre les Eaux de Mousson avec succés.

APrés avoir fait un petit détail de quelques maladies ausquelles les Eaux de Mousson conviennent, & avoir trouvé si heureusement quelle est la nature du sel qu'elles contiennent, & que la plus subtile Chymie ne peut imiter, & qui par conséquent ne peut être formé que par la Nature seule, qui nous fournit si libéralement tous les secours dont nous avons besoin ; il faut maintenant parler des précautions nécessaires pour prendre nos Eaux avec fruit : en avertissant néanmoins auparavant, qu'il faut les interdire à ceux à qui elles ne conviennent pas, comme les Paralytiques ; à ceux qui ont une poitrine trop foible, ou qui crachent le sang ; aux Phtysiques , aux vieillards décrépits, aux enfans d'un âge trop tendre, & aux Hydropiques parfaits.

Ceux qui viendront à Pont-à-Mousson, pour boire nos Eaux ſur l'avis d'un habile Médecin, doivent ſe repoſer un jour au moins, avant que de prendre aucun remède. Ils pourront ſe faire ſaigner le ſecond jour de leur arrivée, ſi l'abondance du ſang le demande, & ſi on reſſent des chaleurs dans les entrailles & dans les reins, ou que quelque évacuation ſalutaire ait été depuis long-temps ſupprimée : mais dans les grandes pertes de ſang, & dans les cours de ventre, il faut s'abſtenir de la ſaignée. On ſe fait purger enſuite pour nettoyer les premiéres voyes, & afin que les Eaux paſſent plus facilement. Cette purgation doit être légére, évitant le ſenné, les réſines, & les ſels fixes ; c'eſt pourquoi on fera ſeulement infuſer dans un verre d'eau, ou dans un bouillon de veau, un gros de rhubarbe, & autant de ſel végetable ; on y diſſoudra enſuite, la colature en étant faite, une once de caſſe mondée, &

une once de manne. La casse convient sur-tout dans les indispositions des reins & de la vessie, aux maladies de poitrine, & aux hémorroïdes : mais ceux qui sont sujets aux gonflemens de ratte, & aux vapeurs, peuvent la retrancher, & augmenter la dose de la manne. Ceux qui ont trop de répugnance pour les potions, ou qui ont coutume de les vomir, peuvent prendre ces purgatifs en forme solide, c'est à dire en bolus : par exemple, on prend une demie once de catholicon fin, ou vingt-cinq grains de rhubarbe en poudre, avec une demie once de moëlle de casse, où l'on incorpore vingt-cinq ou trente grains de sel végétable, dont on fait plusieurs bolus, pour les avaler plus aisément. On avale un petit bouillon de veau par dessus, ou quelques tasses de thé. Si cela ne suffit pas, & si l'évacuation n'a pas été suffisante, on peut prendre le même jour, avant souper, un lavement simple d'une décoction de mauve, mercuriale, laituë,

&c. avec une poignée de ſon bouilli dans l'eau de riviere ; en y ajoûtant, aprés l'avoir paſsée, une once de miel ſimple, ou de miel Nénuphar, & le lendemain on commence à boire.

Il faut donc, avant que de prendre les Eaux, s'y diſpoſer par la ſaignée, & par une purgation légére, ſoit qu'on les prenne en Eté, ou qu'on les prenne en Hyver : car dans le beſoin, je n'ai point conſulté les Saiſons. J'en ai fait prendre au mois de Janvier, & pendant la gelée ; quoi que le temps ordinaire pour les prendre ſoit le Printemps & l'Automne, c'eſt à dire au commencement des mois de Juin & de Septembre. On commence par en prendre le premier jour trois ou quatre gobelets, en partageant dans les deux premiers un gros de ſel végétable, afin qu'elles paſſent plus aiſément. Il faut mettre une ſerviette chaude ſur l'eſtomach, & faire chauffer de la même eau, pour en mettre deux ou trois cuillerées dans chaque verre d'eau froide, afin d'en corrompre le grand froid, & afin qu'elles ne nuisent pas à l'estomach ni à la poitrine. Il n'est pas nécessaire d'aller à la Fontaine ; on peut les prendre dans la chambre, où on fait allumer du feu lorsqu'il fait froid, ou lorsque le temps est humide. Il faut se tenir chaudement, & se promener, pour les faire passer plus vîte. On augmente tous les jours d'un ou deux verres, en cessant néanmoins de prendre du sel végétable dés que le ventre est libre, & que les Eaux passent sans peine par la voye des urines. On va ainsi successivement jusques à dix ou douze grands verres, où l'on s'arrête ; ensuite de quoi on revient en rétrogardant avec la même proportion : de sorte que l'usage qu'on en doit faire, est de quinze ou vingt jours, aprés lesquels on se purge de la même maniére qu'on a fait avant que de les prendre. On laisse l'intervalle d'un quart d'heure, ou environ, entre chaque verre, tant pour y accoutumer l'estomach, que pour donner aux Eaux le temps de détremper les humeurs, & de s'écouler. Mais comme il pleut souvent, qu'il fait froid, ou que l'air est plein de brouillards, je ne conseille pas aux personnes délicates d'aller à la Fontaine; ce qui pourroit les incommoder: elles feront mieux de les prendre dans leur chambre, ou dans le lit, vers les sept heures du matin, pour ne point interrompre leur sommeil, ayant soin sur-tout de mêler un peu de la même eau chauffée dans chaque verre d'eau froide, qu'elles boiront à l'instant; parce que le froid actuel de ces Eaux surprend aisément l'estomach, & l'engourdit. On peut aussi prendre, aprés chaque verre, un peu de coriandre, ou d'anis vert. Lorsqu'on est sur le retour, il n'est pas absolument nécessaire de diminuer chaque jour la quantité d'eau avec la même proportion qu'on l'avoit augmentée, sur-tout si on ne passe pas les dix à douze verres. Quand on est arrivé à cette quantité, on peut la continuer jusques vers le temps qu'on veut cesser de boire. Il importe peu de quelle maniére on finisse l'usage de ces Eaux, pourvû qu'on se purge en les finissant.

Si on sent quelque gonflement d'estomach, ou des envies de vomir, ou qu'on s'apperçoive que les Eaux portent à la tête, lorsqu'on commence à les prendre, il faut les discontinuer un jour ou deux, & puis les reprendre, en y ajoûtant le sel végétable, aprés avoir pris quelques lavemens simples pendant ces jours d'interruption.

Le régime de vivre qu'on doit observer pendant l'usage de ces Eaux, est de dîner, de souper, & de se coucher de bonne heure, de ne point se lever trop matin; de ne point dormir aprés dîné, & de se divertir autant que le lieu, la saison & la compagnie le peuvent permettre. Les viandes les plus simples, comme le roti & le bouilli, sont les plus convenables, & sur-tout les viandes blanches. On peut boire son vin un peu moins trempé que de coutume.

Les

les ragoûts, les pâtisseries, les entremets, les fruits ; en un mot, les grands repas ne sont pas faits pour ceux qui prennent les Eaux. Il est fort difficile de se modérer dans un grand repas, & les indigestions en sont les suites ordinaires. Si en sortant du repas, on ne se mettoit au jeu que pour s'amuser, passe: mais souvent il devient sérieux, & agite cruellement les passions de l'ame ; ce qui fait perdre le sommeil, & évanouïr les effets salutaires de nos Eaux : ainsi on doit préférer la promenade.

Il n'est pas surprenant que ceux qui prennent nos Eaux sans aucune précaution, par compagnie, & pour ainsi dire, par débauche, s'en trouvent incommodez : puisqu'on en voit se plaindre de douleurs de tête, avoir de petits étourdissemens, sentir quelque chaleur passagére, manquer d'appétit, ne point dormir, être constipez ; parce qu'ils n'observent pas les régles que nous venons de donner. Quand cela arrive, & lorsqu'ils en ont un vrai besoin, il ne faut pas qu'ils se déconcertent : on remédie aisément à ces petits accidens, en buvant les Eaux lentement, de loin à loin, & en les diminuant. On peut avoir recours aux saignées, aux purgatifs, & aux lavemens ; on peut cesser de boire pendant quelques jours, afin de donner le temps à l'estomach de s'accoutumer, & aux Eaux celui de rompre les digues qui les arrêtent. Les femmes & les filles surtout en doivent discontinuer l'usage, lorsqu'elles voyent quelque chose ; de peur de suppression, ou de perte de sang. Ainsi il est bon de se reposer dans ces sortes d'inconvéniens, pour recommencer aprés. Il faut sur-tout, pour prendre les Eaux avec succés, se régler suivant la différence des maladies pour lesquelles on les prend, & suivant la délicatesse ou la force de son tempérament. Il faut aussi avoir égard aux bons effets qu'elles produisent, & aux accidens qu'elles causent. On prendra sur cela l'avis des Médecins ausquels on a de la confiance. Ceux qui ſe trouvent ſoulagez en buvant de nos Eaux, doivent y revenir pluſieurs fois, & aux ſaiſons accoutumées, pour déraciner entiérement la cauſe de leur maladie; parce que comme elles n'agiſſent que lentement, une quinzaine de jours n'eſt pas ſuffiſante pour guérir radicalement des maladies chroniques, invétérées, & rébelles aux remédes les plus violens; ſuivant le proverbe,

Gutta cavat lapidem, non vi, ſed ſapè cadendo.

Il eſt bon d'avertir que ces Eaux étant tranſportées, perdent une partie de leur vertu; parce que le ſel volatile qui les anime, s'évapore aiſément; & elles deviennent plus peſantes, moins apéritives, & elles ſe troublent.

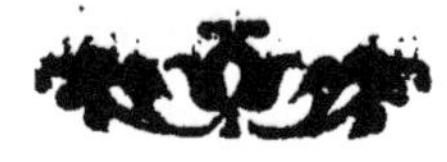

CHAPITRE VI.

THESE DE MEDECINE.

On propose si les Eaux de Mousson conviennent aux maladies chroniques.

I.

LA médecine, qui n'aime rien plus que la simplicité, en quoi sur-tout consiste son excellence, s'est trouvée comme ensevelie dans une multitude de Systêmes, depuis que les hommes devenus amoureux de la nouveauté, ont inventé mille opinions différentes, où il paroît bien moins de science, que d'ostentation; & voila ce qui a changé la méthode que l'on doit suivre dans la guérison des maladies. L'ancienne Philosophie regardoit la chaleur, comme le principe de la vie, & croyoit qu'en y joignant les autres qualitez, elle pouvoit rendre raiſon de tout. D'autres peu contens de ce Syſtême, congédiérent les premiéres qualitez, c'eſt à dire, le chaud, le froid, l'humide, & le ſec, pour mettre à leur place les ſecondes qualitez ; & firent dépendre toutes les fonctions de la vie, des ſels amers, acides & auſtéres. Ce ſecond Syſtême, qui donne tout au ſang & aux liqueurs, a été contredit de notre temps par des Spéculatifs, qui veulent qu'on attribuë tout aux ſolides, n'ayant trouvé dans le ſang aucune ſaveur d'acide ou d'amer ; ayant au contraire remarqué que la Nature n'eſt occupée qu'à les concentrer ; comme il paroît par la diſſolution des alimens, qui perdent toute leur acidité & toute leur amertume, en ſe convertiſſant en chyle. Ils ne veulent donc plus entendre parler de ces mouvemens tumultueux, qu'on attribuoit aux ſels & aux ſouphres ; de ces élancemens des eſprits, de ces élévations, ſublimations, réincorporations des volatiles : grands mots, dont on se servoit, pour donner de l'admiration aux ignorans, & pour tromper les peuples, en attribuant faussement au sang des qualitez qu'il n'a pas, & des humeurs qui ne s'y trouvent point. C'est pourquoi, également mécontens des deux Systêmes que nous avons rapportez, ils s'en tiennent aux solides, qui par leur vertu élastique, donnent au sang tout son mouvement, & par consequent doivent être regardez comme l'unique principe de la vie. N'est-il pas bien plus raisonnable, disent-ils, d'attribuer les mouvemens naturels, réciproques, alternatifs des nerfs à l'élasticité de leurs fibres, plûtôt qu'aux pointes des sels, & qu'à la vertu des liqueurs, que l'on suppose dans le sang ? Les cordes d'un Luth, étant touchées avec art produisent différens sons, par le mouvement que leur donne l'élasticité des fibres dont elles sont composées : pourquoi les nerfs ne pourroient-ils pas produire différentes sensations, par leur differens mouvemens, causez par l'élasticité de leurs fibres ?

II.

LA santé n'est autre chose que l'harmonie, qui se trouve entre les parties fluides & les solides. Si les parties solides ont tout ce qu'il leur faut pour se mouvoir avec force & avec justesse; si le cours des parties fluides est régulier, constant, égal; alors le corps est sain, & propre à toutes ses fonctions. C'est sur-tout à entretenir cette harmonie, que la Nature fait paroître sa dextérité, en resserrant les vaisseaux, ou en les dilatant ; en abrégeant les voyes, ou en les allongeant; en applanissant, pour ainsi dire, les chemins, ou en les rendant difficiles & raboteux; & tout cela, pour régler la circulation du sang, & ordonner les mouvemens organiques. C'est pour cela que le tissu des vaisseaux est d'une substance nerveuse, élastique, & disposée à s'étendre & à se resserrer; que le sang est un composé de parties homogénes, & par conséquent une substance tres simple, propre à faire un mêlange exact des sucs qu'elle reçoit, & dont la dépuration & l'affinement dépend des mouvemens élastiques des membranes, & des vibrations des vaisseaux. Le sang est une substance fluide, composée de petits globules, mêlez de particules oblongues, propres à glisser & à s'insinuer aisément. Ceux-là tournant sur leur centre, forment sa portion rouge; celles-ci, suivant leur pente, & conservant toujours leur superficie égale, forment sa partie blanche. Lorsque le sang part du cœur, les parties qui le composent, sont si bien mêlées entre elles, qu'elles ne paroissent former qu'une même liqueur tres simple : mais à mesure qu'elles s'éloignent du cœur, & qu'elles avancent dans les artéres, elles se disposent à la séparation. Enfin lorsqu'elles arrivent à l'extrêmité des tuyaux, les unes s'en vont en excrémens, & se dissipent comme inutiles; les autres se convertissent en une lymphe nourriciére, & se portent à toutes les parties qui ont besoin de nourriture; tandis que le reste, sous le nom de sang, rentre dans les veines, pour être reporté au cœur, & y reprendre sa premiére qualité. Tous ces mouvemens sont l'effet des vibrations des vaisseaux, dont le tissu nerveux est parfaitement disposé à se resserrer & à se dilater de la maniére qu'il faut, pour faire aller la liqueur qu'il contient, & pour faire avec justesse la séparation de ses parties, d'où dépend la santé & la vigueur du corps.

III.

SI la santé consiste dans la justesse & dans l'harmonie des mouvemens organiques, qui font circuler le sang sans inégalité & sans interruption, il faut dire que la maladie consiste dans les irrégularitez & le déréglement de ces mêmes mouvemens. Car de là les inégalitez, les interruptions & le desordre dans la circulation du sang; de là les indispositions des parties du corps, lorsque le sang cesse de suivre son cours naturel; de là tant de maladies, les vaisseaux qui donnent le mouvement aux liqueurs, se déconcertant si aisément dans les vibrations, à cause des différentes agitations du corps, & des émotions qui s'élévent dans l'ame. Les artéres irritées se rétressissent, & empêchent l'égale distribution des liqueurs; les vaisseaux excrétoires se rétressissent, tandis que la capacité des veines devient trop grande. Cette portion blanche du sang, qui n'a pû entrer dans ceux-là, rentre dans celles-ci; elle s'y coagule en maniére de cole blanche, & y fait prendre cette qualité à la masse du sang, & prépare ainsi la matiére de la maladie. Les vaisseaux remplis & gonflez, font effort pour se remettre dans leur situation naturelle. De là les vibrations irréguliéres, de là la fiévre. Si ces vibrations sont trop fréquentes, ce sera une fiévre aiguë; si elles sont lentes, ce sera une fiévre lente & chronique. Mais pourquoi n'attribueroit-on pas à ce dérangement & à cette altération des liqueurs, toutes les maladies chroniques, comme le ſcorbut, la jauniſſe, la mélancolie, &c. Toutes ces maladies ſont accompagnées d'autant de differens ſymptômes, qu'elles occupent differens viſcéres; ces ſymptômes ſe reproduiſent autant de fois & en autant de différentes maniéres, que ces liqueurs occupant différentes parties de nos corps, s'y reçoivent, & en bleſſent l'action. C'eſt une erreur de croire que le ſang s'aigriſſe de lui-même, ſe brûle, devienne trop alcali, trop ſulphureux, en un mot, qu'il puiſſe ſe corrompre. Il n'y a point d'acide dans le ſang, capable de le coaguler, & il ne croupit pas, parce qu'il eſt aigre. On ne doit donc pas attribuer les cauſes des maladies à des concrétions ſalines & tartareuſes, ni à des coagulations d'acides & d'alcalis. Si les liqueurs ſe ſalent & s'aigriſſent dans nos corps, ces aciditez du ſang ſont plûtôt les effets de son rallentissement, qu'elles n'en sont les causes. Si le sang se rallentit, il faut s'en prendre aux artéres capillaires, lesquelles étant musculeuses, fibreuses, & pleines de ressorts tres sensibles, peuvent retarder le cours du sang, & lui faire perdre son mouvement. Nous devons donc regarder l'irrégularité des mouvemens des parties solides, comme la principale cause de toutes ces concrétions de liqueurs, de leur lenteur à se mouvoir, & de leur aigreur : car elles ne croupissent pas, parce qu'elles sont aigres; mais elles s'aigrissent, parce qu'elles croupissent. Parler autrement, ce seroit prendre l'effet des maladies pour leurs causes.

IV.

Il est constant, que les fibres entretiennent la santé par le bon ordre qu'elles observent dans leurs mouvemens ; & que lorsque ce même ordre ne s'observe plus, la maladie prend sa place. C'est pourquoi il est à présumer, que ces fibres ayant perdu leur élasticité, les liqueurs s'arrêtent çà & là, s'épaississent, & ont de la peine à couler, & que le séjour que font ces liqueurs dans les viscéres, & dans les autres parties, donne lieu à la naissance des maladies chroniques : de même que lorsque ces fibres s'agitent avec trop de violence & de vîtesse, nous voyons naître sensiblement les maladies aiguës. Mais tous les symptômes extraordinaires qui accompagnent les maladies chroniques, & qu'on attribuë à l'âcreté, à la salure, à la saumure, à la torréfaction, & à la bouë des sucs, ne sont pas les causes de ces maladies, ils n'en sont précisément que les effets. Car ces sucs ne dégénérent ainsi, qu'à l'occasion des parties solides, qui leur impriment ce caractére, par l'irrégularité de leurs mouvemens. Si ces vaisseaux sont trop pleins, leur diamétre devient plus ample, leurs fibres perdent leur ressort, & n'ont plus la facilité de s'étendre & de se racourcir. Le sang y séjourne, n'étant point poussé en avant, & sa circulation ne se fait plus qu'imparfaitement. Il est tantôt obligé de s'arrêter dans les vaisseaux capillaires, tantôt de retourner sur lui-même : les passages se bouchent, les liqueurs qui y doivent couler, prennent des routes différentes : pour lors il faut absolument que les solides perdent leurs mouvemens, ou qu'ils en changent les directions ; & que les liquides cessent de couler, ou qu'ils se portent en trop grande quantité dans des lieux qui ne leur sont point destinez. De là résultent toutes les maladies chroniques ; de là cette diversité de symptômes qui les accompagnent, de là tant d'évacuations surprenantes & nuisibles ; de là la difficulté de guérir ; de là les mécomptes des Médecins ; de là l'inutilité des remédes. Supposé donc que les parties solides soient la cause principale des maladies chroniques, & que les humeurs n'en soient que l'acceſſoire ; voulez-vous ſoulager la nature, & chaſſer l'ennemi qui l'accable? commencez par rétablir le cours que les vaiſſeaux ont perdu, remettez l'ordre dans leurs mouvemens ; voila le moyen de guérir les maladies chroniques. Employez des remédes propres à diminuer la trop grande étenduë des vaiſſeaux, capables de faire couler les liqueurs dans leurs tuyaux ordinaires, en les rendant fluides, moins adhérantes, & proportionnées au diamétre des canaux par où elles doivent paſſer, pour ſervir à quelque uſage particulier, ou pour être ſéparées du ſang, comme inutiles. Rendant ainſi aux ſolides leur force naturelle, vous rétablirez & raffermirez leur élaſticité ; les vaiſſeaux jouëront ainſi plus aiſément, ils ſe dilateront & ſe rétreſſiront plus facilement & plus promptement ; le ſang deviendra plus coulant, plus gliſſant, & plus propre à s'échaper de deſſous les coups des artéres, à fuir, à circuler, & moins ſujet à rallentir. Ce ſang coulant & circulant également par toutes les parties, ses parties grossiéres, visqueuses & gluantes seront plûtôt fonduës, dissoutes & brisées: l'expulsion s'en fera de même; l'insensible transpiration en sera plus abondante & plus aisée; parce que le superflu de la nourriture, atténué & poussé jusqu'à la circonférence, s'échapera par les pores qu'il trouvera ouverts. Alors tout conspirera à entretenir un heureux concert entre les liquides & les solides; ce qui restera des sucs qui n'auront pas servi à la nourriture des parties du corps, rentrera dans la masse du sang, pour composer un volume de liqueurs proportionné au diamétre des vaisseaux, dont les ressorts se trouveront alors dans leur état & dans leur situation naturelle.

V.

ENtre tous les remédes qui peuvent guérir radicalement les maladies chroniques, nous devons donner la préférence aux Eaux minérales de Mousson.

ſon. Ces Eaux contiennent deux ſubſtances : l'une aqueuſe, par le moyen de laquelle elles ſont capables de fondre, de réſoudre & de délayer les ſucs épaiſſis, qui croupiſſent dans les tuyaux ; l'autre eſt de la nature des ſels. Ce ſel eſt un ſalé neutre, piquant, un peu amer, à peu prés comme le ſel de mer, capable de chatouiller légérement & agréablement les fibres. Quel autre reméde peut mieux rétablir la bonne intelligence dans les parties du ſang, qui avoient été déſunies ; puiſque nos Eaux minérales ont la vertu de donner de la fluidité au ſang, & de le rendre plus paiſible ? Si les fibres ont trop de reſſort, & ſont trop roides, rien ne peut mieux & plus ſûrement les relâcher, & leur donner de la ſoupleſſe. Ces Eaux fondent, tempérent, & détruiſent même les ſels qui picotent trop vivement ces fibres ; elles corrigent toutes les aigreurs, toutes les aciditez qui mettent en convulſion, & rétreſſiſſent les tuyaux. Si les fibres ſont trop relâchées & trop molles, elles en réveillent l'élasticité, par le chatouillement de leur sel; elles ouvrent insensiblement, & levent les obstructions; elles entraînent tout ce qui fait obstacle, & tout ce qui s'oppose au passage du sang; elles dilatent les vaisseaux excrétoires, destinez à recevoir & à vuider tout ce qui peut nuire au sang, & aux fonctions; elles répriment l'action des sels; & en s'insinuant entre les parties globuleuses du sang, elles les font rouler: de maniére que le sang devenu plus léger, plus divisé, & plus coulant, se meut avec plus de facilité, & se décharge plus aisément des parties inutiles. On voit tous les jours, par l'usage de ces Eaux, les plus violens maux de tête se guérir; des rattes dures & schirreuses se ramollir & se dilater; des inflammations de foye s'éteindre; des estomacs languissans & dégoûtez se réveiller, & faire leurs fonctions; des intestins relâchez se raffermir; des matrices chargées se vuider; des reins abcédez & purulens se consolider; des vessies trop étenduës reprendre leurs ressorts; des vomissemens continuels, des cours de ventre opiniâtres, & des hémorragies extraordinaires s'arrêter. On a vû des fiévres les plus invétérées s'éteindre, des constitutions valétudinaires se changer, des pâles couleurs envieillies se guérir parfaitement par la vertu de ces Eaux. Des femmes tourmentées de vapeurs, délivrées; des mélancoliques & des hypocondriaques soulagez; des douleurs néphrétiques appaisées; des jaunisses opiniâtres dissipées, sont les effets de nos Eaux, qui nous rendent si précieuse la Montagne qui nous les donne; & qui par là fournit à la Faculté de Médecine, un moyen si aisé & si sûr pour guérir tant de maladies. Ces Eaux avoient perdu une partie de leur réputation, en changeant de source: mais la libéralité de SON ALTESSE ROYALE vient de leur donner leur cours & leur pureté naturelle; & nous avons tout lieu d'espérer, qu'elles produiront à l'avenir d'aussi merveilleux effets que par le passé, & qu'elles se feront rechercher plus que jamais.

DONC les Eaux de Mousson conviennent aux maladies chroniques.

Cette These a été soutenuë à Pont-à-Mousson, dans l'Ecole de Médecine, le 5 Décembre 1718, par les Sieurs Firmin Grandjean, de Pont-à-Mousson, & Pierre-François Chevalier, de Besançon, sous la Présidence de Monsieur Charles-Guillaume Pacquotte, Docteur en Médecine, Conseiller Médecin Ordinaire de S. A. R. & Professeur en Médecine & en Chirurgie dans l'Université de Pont-à-Mousson.

FIN.

www.ingramcontent.com/pod-product-compliance
Ingram Content Group UK Ltd.
Pitfield, Milton Keynes, MK11 3LW, UK
UKHW020938180726
13838UKWH00003B/1021